AF401307

TRANSMISSION DE LA SYPHILIS

AU NOURRISSON

MODE PARTICULIER

DE

TRANSMISSION DE LA SYPHILIS

AU NOURRISSON

PAR LA NOURRICE DANS L'ALLAITEMENT

PAR

LE DOCTEUR ACHILLE DRON,

CHIRURGIEN EN CHEF DE L'ANTIQUAILLE (HOPITAL DES VÉNÉRIENS DE LYON).

LYON

IMPRIMERIE D'AIMÉ VINGTRINIER

Rue de la Belle-Cordière 14.

—

1870.

MODE PARTICULIER

DE

TRANSMISSION DE LA SYPHILIS AU NOURRISSON

PAR LA NOURRICE DANS L'ALLAITEMENT.

A l'Antiquaille, dans le service des vénériens, se trouvent toujours de nombreux malades dont le sort n'éveille qu'une profonde pitié sans arrière-pensée sévère. Ce sont ceux qui ont contracté la maladie par un contact fortuit avec un objet contaminé, ou dans l'exercice de leur profession, comme les verriers par exemple, ou bien dans le lit conjugal souillé ; ce sont encore les victimes d'une violence doublement coupable, et les enfants qui ont reçu la maladie avec la vie. Tous ces cas et d'autres encore forment ce qu'on a appelé la syphilis des innocents, *syphilis insontium*.

Parmi les syphilitiques de cette catégorie les nourrices infectées par leurs nourrissons tiennent une large place. Trente sont entrées à l'Antiquaille pendant l'année 1869 et plusieurs autres ont été traitées aux consultations gratuites.

L'intérêt qui s'attache à leur sort n'est pas seulement personnel à ces malheureuses qui pour un médiocre salaire ont bravé un danger qu'elles ne connaissaient qu'imparfaitement et perdu leur santé ; il grandit en raison des dangers qu'une nourrice syphilitique peut faire courir à la santé publique en devenant elle-même une source d'infection :

1° Pour les personnes qui l'entourent ;

2° Pour le nourrisson qui peut lui être ultérieurement confié.

I.

Le premier point est connu depuis longtemps. Rien de plus
commun que de voir la nourrice devenue malade par le fait de
son nourrisson, donner elle-même la syphilis à son mari, à son
enfant. Dans quelques cas la maladie a pris le caractère d'une
véritable épidémie comme, à Nérac, en 1751, où plus de qua-
rante femmes et enfants ainsi que plusieurs hommes en ont été
attaqués.

Sans atteindre à de pareilles proportions, le fait suivant, inédit
et dont nous avons vu à l'Antiquaille des témoins qui étaient en
même temps des victimes, montre dans quelle mesure une nourrice peut propager la syphilis.

La femme X..., de Préaux (Ardèche), vient à la Charité de
Lyon à la fin de janvier 1868, chercher un nourrisson qui présenta environ un mois après, divers accidents (ulcérations anales et buccales, papules, pustules) caractérisés syphilitiques par
le médecin auquel il fut alors présenté. Il mourut le 1er mai, à
l'âge de trois mois. La nourrice pour soulager son sein gonflé de
lait, vint se faire téter dans la nuit même par l'enfant âgé de huit
jours d'une de ses voisines, la femme P..., malade de suites de
couches, et continua de l'allaiter les jours suivants. Elle avait
des ulcérations au sein (chancres mammaires) ; mais elle s'en
inquiéta peu, et comme ce nouveau-né ne suffisait pas à vider ses
seins elle s'adressa à différentes mères, ses voisines, pour qu'elles
ui laissassent allaiter leurs enfants. Trois seulement le lui per-
mirent et toutes trois eurent lieu de s'en repentir.

Je reviens à l'enfant P... Au bout de trois semaines, sa mère qui s'était rétablie, le reprit à la nourrice dont elle avait remarqué les ulcérations du sein. C'était trop tard ; il avait alors du mal à la bouche, puis au mois de juillet parurent sur son corps des plaques et des pustules et il mourut au mois d'août. Mais il avait déjà contagionné sa mère. En effet, la femme P... eut des ulcérations au sein à la fin du mois de juin, puis un mois après survinrent des boutons (plaques muqueuses) aux organes génitaux, des ulcérations au gosier, de la céphalée, des douleurs musculaires très-vives. Elle a été traitée par un médecin, mais a eu plusieurs récidives. Devenue enceinte dans l'année 1869, elle a avorté. — Son mari, le sieur P..., que nous avons vu à l'Antiquaille et de qui nous tenons ces détails, a pris la maladie de sa femme. En avril 1869 il lui est survenu un chancre du gland suivi quelque temps après d'accidents constitutionnels (douleurs rhumatoïdes, boutons à l'anus, mal au gosier, papules sur tout le corps). Quand il entre à l'Antiquaille, le 20 novembre 1869, il présente encore des plaques muqueuses au gosier, l'engorgement des ganglions cervicaux, inguinaux, épitrochléens, du psoriasis palmaire et plantaire.

La seconde mère à laquelle s'est adressée la nourrice six jours après avoir commencé à allaiter l'enfant P..., par conséquent le 6 mai 1868, est la femme M... qui avait un enfant de quatre mois. Elle lui a donné le sein deux fois seulement, à deux jours d'intervalle. Mais la mère s'apercevant des ulcérations que la nourrice avait au sein ne voulut plus lui confier son enfant. C'était aussi trop tard, et la fin du mois de mai, trois semaines après la contamination, l'enfant avait du mal à la bouche. Puis au mois de juillet survinrent des plaques muqueuses à l'anus, dans les plis génito-cruraux, aux organes génitaux ; de grosses pustules sur le corps, de grandes ulcérations au gosier, une laryngite avec une aphonie qui a duré jusqu'au mois de mai 1869. Un médecin l'a traité par l'iodure de potassium, il a fini par guérir. — Son père, le sieur M..., qui nous donne ces détails, ne peut pas indiquer d'une manière précise le début des accidents chez sa femme qui fut contagionnée par son enfant. Elle eut mal aux seins, et ce mal a duré deux mois. Dans les derniers jours de décembre 1868 elle éprouvait des douleurs rhumatoïdes, avait des glandes tuméfiées, perdait ses cheveux. Puis elle a été couverte de nombreux boutons sur tout le corps et en particulier sur les organes génitaux. Elle a été affectée d'une iritis double. Enfin, elle aussi, a eu une grossesse terminée par un avortement. — Le mari, le sieur M..., a pris la maladie de sa femme vers le 15 avril 1869. Il a eu un chancre unique suivi plus tard d'accidents constitutionnels. Quand il entre à l'Antiquaille, le 20 novembre 1869, il présente des plaques muqueuses au gosier, une syphilide papuleuse sur le corps, du psoriasis palmaire. Il a perdu ses cheveux et se plaint d'une céphalée opiniâtre. (Les renseignements fournis par ces deux malades sont confirmés par un certificat signé par le médecin de leur pays.)

La nourrice a donné à la même époque (mai 1868) son sein infecté de chancres à un troisième enfant. Celui-ci était un garçon de huit mois qui a commencé par avoir une ulcération à la langue, puis plus tard a présenté des plaques aux lèvres et des boutons sur tout le corps et surtout aux parties génitales. Cet enfant est guéri, mais il a communiqué le mal à sa mère qui, d'après le récit que nous font nos deux malades, a eu des ulcères au gosier, des boutons sur tout le corps, et se plaignait de douleurs très-vives dans les membres. Elle est accouchée dans le courant d'avril 1869, à sept mois, d'un enfant mort. Le mari de cette femme a été très-malade, il a été couvert de boutons et avait dernièrement sur le ventre une tumeur qui suppurait beaucoup (gomme suppurée). Quant à la nourrice, auteur de tous ces maux, ses chancres mammaires ont été suivis d'accidents constitutionnels qui ont exigé un long traitement. Elle aussi a avorté et son mari n'a pas échappé à la maladie.

Ainsi voilà une nourrice qui a donné la syphilis à trois enfants dont un est mort, et qui a été cause de l'infection de sept autres personnes. La maladie qu'elle a propagée dans son village a déterminé de plus trois avortements et un accouchement prématuré avec mort de l'enfant.

II.

MODE PARTICULIER DE TRANSMISSION DE LA SYPHILIS PAR LA NOURRICE AU NOURRISSON DANS L'ALLAITEMENT.

Il ne s'agit pas, dans cette étude, de la transmission de la syphilis au nourrisson par une nourrice présentant, au moment où elle s'offre, des accidents primitifs ou secondaires : un examen attentif suffira pour faire rejeter une pareille nourrice.

Il n'est pas question non plus de nourrices affectées antérieurement de syphilis, mais n'en présentant aucune manifestation au moment de l'examen. Quelques questions, habilement posées, décèleront leurs antécédents morbides ; des cicatrices, des engorgements ganglionnaires persistants, pourront dénoter la maladie passée. Du reste, les femmes qui ont été infectées se présentent bien rarement comme nourrices : elles ont conscience de leur mauvaise santé, se défient de leur lait et craignent de contaminer leur nourrisson.

Le cas que j'étudie est peu connu, si toutefois il a été signalé. Voici en quoi il consiste :

Une nourrice, bien portante jusqu'alors, a donné le sein à un enfant syphilitique dont elle a été séparée par une cause quelconque. Un temps plus ou moins long s'est écoulé depuis ce moment ; elle paraît indemne : on lui donne un nouveau nourrisson d'une santé parfaite. Pendant qu'elle allaite ce dernier, sans être exposée à une nouvelle contagion, il se développe sur son sein *un chancre syphilitique* qu'elle transmet au second enfant confié à ses soins.

Cela n'a rien d'étonnant pour qui connaît l'évolution de la syphilis. Il existe en effet entre le moment du contact de l'agent virulent et celui du développement du chancre, accident initial de la syphilis, une période dite d'incubation qui est en moyenne de 25 jours, mais qui peut s'étendre beaucoup plus loin. MM. de Castelnau, Chausit et Fournier ont cité des observations où cette incubation a duré 4 à 6 semaines ; dans un cas rapporté par ce dernier observateur, elle a même dépassé le chiffre de deux mois. Or, il peut arriver que la nourrice soit séparée du nourrisson malade lorsque déjà a commencé cette période d'incubation. Elle est infectée, mais aucun symptôme de la maladie ne se montre encore. Dans cet état, ne soupçonnant pas son mal, elle vient chercher un nouveau nourrisson. Elle est de bonne foi : comment penser qu'elle peut être malade quand 8 jours, 15 jours, 4 *semaines* se sont écoulés depuis sa séparation d'avec l'enfant syphilitique sans que rien de suspect ne se soit montré sur son corps ? Elle a entretenu son lait en se faisant téter par d'autres enfants, par un jeune animal, ou par des moyens artificiels. On l'examine, mais l'observation la plus attentive ne fait rien découvrir. Quant à l'enfant mort ou rendu à ses parents, le plus souvent il n'en est pas question ; ou bien, si on interroge la nourrice à son égard, elle peut répondre qu'il est resté au pays ou qu'il a succombé à toute autre maladie. Rassuré par des apparences de santé que ne peut démentir l'examen le plus approfondi, le médecin lui confie un nouveau nourrisson qui est, lui, parfaitement bien portant. Elle l'emporte et bientôt sur le sein qu'elle lui donne apparaît une lésion. C'est ordinairement une papule qui s'excorie. Elle pense avoir affaire à une gerçure, elle continue l'allaitement. Mais cette excoriation s'agrandit, se creuse, s'indure, s'accompagne d'adénopathie axillaire. C'est un chancre syphilitique qui sera suivi d'accidents constitutionnels. L'enfant qui prend ce sein malade, dont les lèvres touchent ce chancre méconnu, ne tarde pas à être infecté à son tour ; un chancre se développe sur ses lèvres ou quelque part dans sa cavité buccale et plus tard paraîtront chez lui les symptômes généraux de la syphilis.

Pour prouver ce que j'avance j'ai recueilli un certain nombre d'observations que j'ai divisées en deux séries. Dans la première qui comprend douze cas, on voit le chancre mammaire se montrer plus ou moins longtemps après la cessation de l'allaitement. Pendant ce temps d'incubation, de santé apparente, les nourrices auraient pu prendre un deuxième nourrisson. Mais cela n'a pas eu lieu dans cette catégorie. Dans la seconde série qui comprend six cas, les nourrices après la mort de l'enfant syphilitique ont pris un autre nourrisson, et le chancre syphilitique, développé sur leur sein pendant l'allaitement, a été transmis à l'enfant.

Première série : Nourrices chez lesquelles le chancre s'est développé après la cessation de l'allaitement de l'enfant syphilitique.

Observation I. — Marie Mondière, âgée de 22 ans, entre le 22 octobre 1869 à l'hôpital de l'Antiquaille, salle Sainte Hélène, n° 9, service du docteur Achille Dron. Elle est d'une haute stature et d'une constitution magnifique. Jamais de maladie antérieure à celle qui l'amène. Accouchée en septembre 1868, elle sèvre son enfant à la fin de juin 1869 et vient chercher un nourrisson à la Charité de Lyon. On lui remet une petite fille de

15 jours qu'elle allaite pendant un mois et demi, époque à laquelle l'enfant meurt.

- La paume des mains, la plante des pieds, les fesses et les organes génitaux de cette petite fille présentaient de grosses bulles qui se crevaient pour donner passage à un liquide transparent ; plaques muqueuses à la langue, aux lèvres.

La nourrice n'avait aucune lésion au sein à la mort de l'enfant ; ce n'est que *trois jours* après qu'elle vit apparaître au mamelon gauche une ulcération qui s'accompagna d'engorgement des glandes de l'aisselle. Le chancre mit un mois à guérir. Deux mois plus tard apparurent les lésions vulvaires. La malade avait recommencé depuis longtemps ses rapports conjugaux. Son mari, quand elle l'a quitté, portait sur la verge un petit bouton ulcéré datant d'une huitaine de jours. (Fin octobre.)

La nourrice nous présente, à son entrée dans le service, des plaques muqueuses papulo-hypertrophiques sur les grandes lèvres, des croûtes dans les cheveux, de l'alopécie, des papules cuivrées sur divers points du corps et en particulier au cou. La cicatrice du chancre mammaire est indurée ; engorgement ganglionnaire dans l'aisselle correspondante. Son mari est entré à l'Antiquaille le 8 décembre 1869. Il porte sur le prépuce un chancre induré qui commence à se cicatriser. Il accuse de la céphalée, des douleurs rhumatoïdes ; il a des croûtes dans les cheveux qui tombent et des plaques muqueuses au gosier.

Antoine Mondière, fils des deux précédents malades, a été apporté à la crèche de l'Antiquaille le 30 octobre. La syphilis s'est manifestée chez lui peu de temps après le départ de sa mère. Il est couvert de papules cuivrées et des plaques muqueuses ulcérées foisonnent sur ses parties génitales, à la région anale, à la langue et aux commissures des lèvres.

La nourrice a été traitée par le proto-iodure hydrargyrique, des lotions avec la liqueur de Labarraque et des pansements avec la poudre de calomel sur les plaques muqueuses qui ont été aussi cautérisées. L'enfant a pris de la liqueur de Van-Swieten, une cuillerée à café par jour; ses plaques muqueuses ont été traitées de même que celles de la mère; plus tard bains avec 2 à 4 grammes de sublimé.

Le père a pris du proto-iodure hydrargyrique, 5 centigrammes par jour ; gargarismes avec de la liqueur de Van-Swieten et cautérisation des plaques muqueuses du gosier ; bains de vapeur.

Toute la famille est sortie guérie le 28 janvier 1870.

Observation 11. — Jeanne Devaux, âgée de 44 ans, entre le 22 novembre à l'Antiquaille, salle Sainte-Hélène, n° 10, pour des lésions syphilitiques tertiaires du larynx. Voici l'origine de la maladie :

Il y a treize ans, elle vint à la Charité de Lyon prendre un enfant de 24 jours ne présentant rien de suspect à cette époque. Les accidents débutèrent au bout de huit jours : mal à la bouche, boutons sur le ventre, à l'anus.

Elle garda le nourrisson six semaines au bout desquelles il mourut couvert de très-grosses pustules. *Huit jours après sa mort,* la nourrice voit une ulcération se développer sur son sein gauche et deux glandes s'engorgent dans les aisselles. — Plus tard, plaques sur tout le corps, croûtes dans les cheveux, mal au gosier; jamais de lésions vulvaires. Elle vint se faire traiter dans cet hospice dans le mois de septembre 1856 et sortit sans accidents à la fin de l'année. — Depuis elle accoucha d'un enfant chétif qui, quoiqu'à terme, mourut au bout de huit jours. — Son mari eut en même temps qu'elle une maladie cutanée ; sa femme se rappelle surtout lui avoir vu de grosses pustules sur les jambes. Il eut aussi mal au gosier et vint se faire traiter à l'Antiquaille.

Pendant que les deux époux étaient à l'hôpital, leurs deux enfants, l'un de trois ans, l'autre de treize mois, moururent avec des accidents du côté de la bouche et des boutons sur tout le corps.

Une domestique âgée de 18 ans qui les soigna, contracta également une maladie avec accidents du côté de la bouche, boutons à la figure et sur le corps. Un médecin déclara que les deux enfants lui avaient communiqué la syphilis et la nourrice dut payer les frais du traitement.

Actuellement la femme Devaux souffre au niveau du larynx. Elle a la voix complètement éteinte, la respiration difficile, la déglutition douloureuse et accuse des douleurs nocturnes, ostéocopes dans les membres. Le laryngoscope montre des ulcérations sur l'épiglotte et les cordes vocales.

Traitement par l'iodure de potassium dont la dose a été portée progressivement à 5 grammes par jour : amélioration notable. Elle est encore dans le service.

Observation III. — Victorine Lafont, 36 ans, entre le 6 janvier 1870 dans la salle Sainte-Hélène, à l'Antiquaille.

Constitution robuste. Elle a eu cinq enfants. Le dernier fut sevré à l'âge de 10 mois. A cette époque sa mère vint à la Charité de Lyon où on lui confia un petit garçon âgé de dix jours, qui ne présentait, nous dit-elle, aucune espèce de lésion. Il était chez elle depuis 15 jours quand elle vit apparaître sur son dos une éruption qui se propagea bientôt vers les fesses, pour atteindre la verge dans les derniers jours de l'enfant. Il eut aussi à la bouche une lésion à laquelle la malade ne veut attacher aucune importance. C'est, nous dit-elle, le *blanchet* (le muguet). Il n'a jamais eu ni aux pieds, ni aux mains, la moindre lésion. Il mourut à l'âge de six semaines. *Huit jours après la mort de l'enfant, la* nourrice prit sur le sein droit (qu'elle présentait presque toujours au nouveau-né) *un petit bouton qui a éclaté*. Un ganglion s'engorgea sous l'aisselle en même temps. Cette ulcération a duré sept semaines.

Trois semaines après l'apparition du chancre mammaire, des papules apparurent sur le cou et le tronc, des douleurs pharyngiennes se manifestèrent en même temps que de lésions vulvaires. Actuellement l'induration mammaire et les ganglions axillaires persistent. Sur la vulve et le périnée, au pourtour de l'anus, on trouve des tubercules muqueux ulcérés. Il n'y a pas de lésions buccales. Traitement par le proto-iodure hydrargyrique ; pansement avec la poudre de calomel, cautérisation. Sort guérie le 20 février.

Observation IV. — Marie Mondière, cousine du sujet de la 1re observation, âgée de 35 ans, entre le 22 octobre 1869 à l'Antiquaille, salle Sainte-Hélène, n° 3. Elle présente sur le tronc et les membres une éruption papuleuse ; plaques muqueuses au gosier, plaques papulo-hypertrophiques à la vulve ; croûtes dans les cheveux qui tombent. Au sein gauche, attaquant le mamelon, est un chancre induré en réparation avec adénopathie axillaire. — Au mois de juillet 1869, elle vint chercher un nourrisson à l'hospice de la Charité de Lyon. On lui confia une petite fille qui présenta un mois après des ulcérations aux doigts et aux fesses succédant à des bulles et des papules sur le corps. La nourrice n'a rien remarqué aux lèvres, dans la bouche, ni aux parties génitales de l'enfant qui mourut au bout d'un mois et demi.

Huit jours après la mort de l'enfant, elle vit *une petite crevasse* se produire sur le sein gauche ; cette crevasse s'élargit avec assez de rapidité et dura sept semaines.

La cessation de l'allaitement aidant, le sein s'engorgea et les

douleurs furent très-vives pendant quelque temps. Des lésions buccales ne tardèrent pas à se produire. La maladie continuant, elle
se décida à venir demander la guérison à l'Antiquaille.

Traitement par le proto-iodure hydrargyrique, 5 centigrammes
par jour; pansement avec la pommade et la poudre de calomel;
bains sulfureux. Sort guérie le 19 février.

Observation V. — Anne Gilles, âgée de 35 ans, tempérament
lymphatique; entrée à l'Antiquaille le 25 mai 1853. — Bonne
santé antérieure. Après avoir sevré son dernier enfant, au commencement de janvier 1853, la femme Gilles vint à la Charité de
Lyon pour prendre un nourrisson. On lui donna une petite fille
âgée d'environ deux jours, bien conformée, mais peu développée,
et dont la peau offrait une teinte jaune et terreuse. La petite fille,
qu'on venait de vacciner, ne présentait sur le corps, à part les
traces de cette opération, ni boutons ni ulcérations. Deux des
pustules vaccinales ont été fort larges et fort longues à se cicatriser.

Au bout de trois semaines, éruption sur le corps de l'enfant de
petits boutons pleins (papules), principalement sur le tronc. Les
fesses ont présenté quelques grosses pustules qui ont beaucoup
suppuré. Les papules étaient de couleur cuivrée ; il s'en détachait
de petites pellicules blanchâtres. Rien aux ouvertures naturelles.
L'haleine de l'enfant était très-fétide ; on n'a pas examiné l'arrière-
gorge.

L'enfant mourut trois mois et demi après son entrée en nourrice. Sa mort fut presque subite. Elle devint cyanosée et rendit
beaucoup de sang par la bouche.

Quinze jours après la mort du nourrisson, sans que la femme
Gilles eût donné le sein à aucun autre enfant, elle vit apparaître,
autour de chaque mamelon, des plaques rouges, excoriées, sécré-

tant un liquide purulent. La malade n'en souffrait pas beaucoup, elle les pansait avec de la pommade donnée par le médecin de la localité et prenait des tisanes adoucissantes. Voyant qu'elle ne guérissait pas, elle se décida à entrer à l'Antiquaille, salle Sainte-Françoise, n° 16.

Examen de la malade à son entrée. — Rien aux organes géni-taux ; au sein gauche, chancre entourant presque le mamelon (1) ; au sein droit, chancre au-dessus du mamelon. Adénopathie axil-laire des deux côtés. Céphalée opiniâtre, engorgement des gan-glions occipitaux, un peu d'alopécie.

2 juin. — L'affection syphilitique se dessine de plus en plus. Éruption de papules peu élevées, de couleur cuivrée, se couvrant d'écailles qui tombent facilement, et siégant principalement aux avant-bras sur la face antérieure, au ventre, aux cuisses, sur les épaules. Ces papules paraissent mieux le matin et sous l'influence de la chaleur du lit ; elles causent peu de démangeaison. Le gosier est douloureux ; les amygdales sont hypertrophiées et présentent des ulcérations à fond grisâtre, l'alopécie est considérable.

Traitement par les pilules de proto-iodure hydrargyrique, des gargarismes iodurés. On touche les ulcérations des amygdales avec le crayon de nitrate d'argent. Sort guérie le 5 septembre 1853. On a été obligé d'interrompre plusieurs fois le traitement à cause du mauvais état des voies digestives.

Observation VI. — Une nourrice âgée d'une trentaine d'années environ, est choisie pour allaiter un bel enfant nouveau-né. Pen-

____

(1) A l'époque où j'ai recueilli cette observation et quelques-unes des suivantes, j'appelais plaque muqueuse ulcérée la lésion qui plus tard a été reconnue pour être un véritable chancre. J'ai cru devoir mettre le diagnos-tic au niveau de la science, mais il n'y a que le mot de changé.

2

dant trois semaines l'enfant reste sain, puis au bout de ce temps, il présente quelques pustules faciales de nature douteuse d'abord, puis évidemment syphilitiques au bout de quelques jours.

Plus tard, très-nombreux accidents : coryza, syphilides papulo-croûteuses à la face couvrant entièrement lèvres, nez, menton. Syphilides ulcéreuses des fesses. Il dépérit rapidement et meurt après quelques semaines.

Dès l'apparition des boutons suspects, la nourrice fut avertie par M. le docteur Siredey et par moi de cesser l'allaitement; malgré nos instances elle s'y refusa.

Au moment de la mort de l'enfant, examinée chaque jour elle ne présenta aucun symptôme. Elle fit passer son lait et ne prit pas de nouveau nourrisson.

Ce fut *quinze jours après le décès de l'enfant* que commença à se manifester sur l'aréole du sein gauche une papule qui prit un rapide développement et devint un chancre type, de forme ecthymateuse, avec une très-forte induration. Dans l'aisselle correspondante ganglion assez volumineux.

Traitement mercuriel.

Le chancre guérit dans l'espace d'un mois, mais il fut suivi dans le délai ordinaire d'accidents constitutionnels (roséole, syphilides papulo-squameuses). (Audoynaud ; *Thèse inaugurale*, 1869, *Obs.* 6.)

Observation VII. — Enfant syphilitique né d'un père et d'une mère infectés tous deux.

Un mois après sa naissance il commença à présenter des boutons secs et confluents sur les fesses et les cuisses; plus tard, petites papules cuivrées sur le corps, sur les jambes; puis plaques muqueuses dans le pli interfessier ; érosions linguales, palatines.

Sa nourrice l'a allaité pendant plus de quinze jours après l'apparition des symptômes syphilitiques. Elle n'a cessé de le faire que le 14 juin, époque à laquelle elle a été remplacéc par une chèvre. Très-soigneusement examinée dans les semaines qui suivirent, elle ne présenta *absolument rien d'apparent jusqu'au 5 juillet.* A ce moment se développa sur son sein une petite papule qui grandit, s'ulcéra, s'accompagna d'adénopathie axillaire. Cette ulcération reposait sur une base indurée, sèche, élastique, chondroïde. Quelque temps après éruption de plaques rosées sur le corps. La nourrice est retournée dans son pays. L'enfant a guéri ; il a été traité par des frictions mercurielles et la cautérisation des plaques muqueuses. (Audoynaud, *Thèse inaugurale*, 1869, *Obs.* 1, extrait.)

Observation VIII. — Antoinette Peyronnet, âgée de 34 ans, de Malval (Loire). Bonne constitution ; pas de maladies antérieures à celle que nous observons le jour de son entrée à l'hospice de l'Antiquaille, le 5 octobre 1854.

Cette femme est accouchée le 1er mai 1854. Le 20 mai suivant elle quitte son enfant pour venir prendre un nourrisson à Lyon. C'est un nouveau-né de faible apparence, mais ne présentant alors aucun signe de syphilis.

Dans le milieu du mois de juin des ulcérations à fond blanchâtre se montrent aux commissures des lèvres de l'enfant ; puis éruption générale sur le corps de boutons, les uns suppurants, les autres solides recouverts d'une légère squamme, papules humides à l'anus, à chaque pli génito-crural. Le nourrisson meurt le 1er juillet. *Trois semaines après la mort de l'enfant* apparition autour du mamelon du sein gauche de trois ulcérations fournissant peu de pus et accompagnées d'engorgement des glandes de l'aisselle correspondante. Huit jours après, semblable lésion au sein droit. Un médecin consulté prescrit pour les ulcérations un pansement avec l'onguent mercuriel et des cautérisations. Il donne des pilules mercurielles à l'intérieur et de la tisane de salsepareille. A la fin du mois d'août la malade souffre déjà du gosier ; dans les derniers jours de septembre se montrent les éruptions qui la déterminent à entrer à l'hospice le 5 octobre. Je constate alors les cicatrices encore indurées des chancres mammaires et l'adénopathie axillaire. A la vulve il y a des plaques muqueuses sur les petites lèvres et à la face interne des grandes. — Plaques muqueuses sur les amygdales, croûtes dans les cheveux, engorgement des ganglions sous-occipitaux. — Syphilides papulo-squameuses avec quelques pustules surtout sur le tronc et l'épaule gauche. Traitement par la liqueur de Van-Swieten, la tisane de salsepareille et douce-amère, la pommade de calomel, les fumigations de cinabre. Plus tard, sirop de Boutigny. — Sortie le 9 novembre ; plus de plaques muqueuses nulle part, mais les syphilides n'ont pas encore entièrement disparu.

Observation IX. — Marie P..., 34 ans.

Le 24 janvier 1869 cette femme entra à la Pitié, dans le service de M. le professeur Broca, et fut couchée au nº 12 de la salle Saint-Augustin.

Elle a eu deux accouchements. Le premier, le 28 juillet 1866, enfant mort-né ; le deuxième, le 11 novembre 1868, à Saint-Antoine. Cette fois l'enfant était bien portant.

En sortant de l'hôpital, quinze jours après son accouchement, elle prit un nourrisson. L'enfant dont elle se chargea avait cinq semaines et portait sur tout le corps (bouche, nez, front) des boutons nombreux.

Dès le premier jour, cette femme soupçonna son nourrisson d'être malade ; elle le montra à un médecin, qui conseilla de cesser l'allaitement. Mais il était déjà trop tard, bien qu'elle n'eût gardé l'enfant que pendant quatre jours.

Un mois s'était à peine écoulé, qu'elle remarqua sur son sein droit, au-dessous du mamelon et sur les limites de l'aréole, un petit bouton ; ce petit bouton se couvrit plus tard d'une croûte dont la chute laissa à nu une plaie. Cette plaie ne tarda pas à s'agrandir.

Déjà, depuis deux jours avant son entrée à l'hôpital, la malade a ressenti dans l'aisselle du côté affecté des ganglions légèrement douloureux. Il existe, sur le mamelon droit et à un centimètre en dehors de lui, une croûte qui enlevée, laisse voir une ulcération plus longue que large. Elle repose sur une base fortement indurée, et limitée par un bourrelet saillant ; ses bords sont un peu élevés et sur un fond grisâtre. Il y a de l'adénopathie axillaire et l'on trouve des ganglions engorgés et légèrement douloureux sous le grand pectoral. Rien aux parties génitales, examinées avec le plus grand soin à plusieurs jours d'intervalle.

3 février. — Adénite inguinale double. On trouve des ganglions nombreux et peu développés au cou.

Les jours suivants, on commence à voir des signes certains d'infection, ce sont des tâches rosées sur la poitrine et les avant-bras.

Le chancre a disparu par l'emploi de la poudre de calomel.

On ordonne à cette femme une pilule de proto-iodure hydrargyrique et six pilules de Vallet. — (Audoynaud, *loc. cit.*)

Observation X. — Joséphine Berlioz, âgée de 28 ans ; cultivatrice en Savoie, est entrée à l'Antiquaille le 25 décembre 1869. Cette femme, qui est mariée depuis six ans, et qui a déjà eu deux enfants bien portants, vint à Lyon il y a trois mois et demi pour chercher un nourrisson. Le bureau des nourrices lui remit un enfant naturel, petite fille âgée de trois semaines, qui n'avait alors aucune lésion apparente. Deux semaines après apparurent sur les fesses de l'enfant des excoriations et plus tard des croûtes au visage, vers le menton et sur les commissures labiales. La femme Berlioz garda ce nourrisson dans cet état pendant un mois. Mais lorsqu'elle vit venir des boutons autour de la vulve et l'anus ainsi que des ulcérations aux lèvres et au gosier, elle rendit la petite fille à ses parents.

C'est *un mois* après l'avoir rendue, et sans avoir donné le sein à aucun enfant que la nourrice vit apparaître sur son sein gauche, au niveau du mamelon, une petite excoriation. En même temps un ganglion s'engorgeait dans l'aisselle.

A son entrée à l'hôpital on voit encore à la base du mamelon le chancre induré qui date d'un mois et demi. Le ganglion axillaire correspondant est assez volumineux.

En examinant les organes génitaux on trouve des plaques muqueuses sur les petites lèvres ; il y a sur le ventre et les cuisses une éruption papuleuse assez abondante. Sur les jambes on trouve une éruption identique à une poussée d'érythème noueux. — Plaques muqueuses au gosier, croûtes dans les cheveux, alopécie.

Traitement par les pilules de proto-iodure hydrargyrique, gargarisme avec la liqueur de Van-Swieten. Pansement avec la poudre de calomel. — Guérie à la fin de février 1870.

Observation XI. — Content (Césarine), 40 ans, de Longe-Combe (arrondissement de Belley), entre à l'Antiquaille le 24 octobre 1853 ; elle est mariée à un cultivateur qui n'a jamais eu d'affection vénérienne. Cette femme a eu six enfants, dont trois sont morts ; aucun d'eux n'a présenté de symptômes que l'on puisse rattacher au virus syphilitique. Son dernier accouchement date du 21 juin 1852 : c'était un garçon qu'elle a nourri un an et qui s'est toujours bien porté. En juin 1853, elle vint prendre un nourrisson à la Charité de Lyon; ce nouveau-né était faible, peu développé, à figure ridée. Il ne présentait aucune lésion sur le corps, à l'exception d'un bouton.

Le nourrisson fut bientôt atteint d'une ophthalmie très-grave. Il lui survint de gros boutons au cou, au ventre et aux cuisses ; les lèvres n'ont jamais présenté que de petites crevasses auxquelles la femme Content n'attache pas une grande importance. Enfin, il lui survint sur tout le corps une éruption de papules rouges analogues à celles que la malade porte elle-même. L'enfant mourut au bout de 2 mois et 7 jours.

Peu après la mort de l'enfant, il survint à la nourrice deux plaques rouges à chaque sein, plaques qui s'ulcérèrent et laissèrent suinter un liquide sanieux, et des glandes se développèrent aux aisselles. Le 20 octobre, des boutons apparurent sur son corps, et cette éruption la décida à entrer à l'Antiquaille.

Nous constatons alors une syphilide papuleuse généralisée, un engorgement des ganglions occipitaux, les traces des ulcérations mentionnées aux seins avec adénopathie axillaire. Les organes génitaux ne présentaient rien pouvant faire soupçonner une infection antérieure.

Observation XII. — Delulion (Françoise), d'Oncin (Savoie). Bonne santé jusque dans ces derniers temps ; trois enfants bien portants. A l'âge de 34 ans, nouvel enfant bien constitué, robuste, n'ayant jamais présenté ni plaques, ni boutons sur le corps. Elle le nourrit jusqu'à onze mois, époque à laquelle il meurt de convulsions. Elle prend alors en nourrice un enfant de la Charité de Lyon; ce nourrisson est chétif, sa peau a une teinte jaune et terreuse, son visage est ridé et vieilli : au bout d'un mois des boutons rouges, plats, humides, se développent aux articulations dans le sens de la flexion ; des pustules se montrent sur le corps, les lèvres, la langue ; les parois de la bouche sont envahies par les plaques muqueuses, qui sont surtout abondantes aux parties génitales et à l'anus.

La nourrice garda l'enfant six mois, puis le rendit à la Charité. Elle n'accuse en ce moment aucune plaie au sein ni ailleurs. Ce n'est que *quelque temps après* qu'il lui survient au sein gauche des papules qui s'ulcèrent. — Plus tard, plaques muqueuses à la vulve, au gosier, boutons sur tout le corps, alopécie. — Traitement spécifique à l'Antiquaille. Guérison.

J'ai consigné, dans le tableau suivant, le résumé de ces douze observations, pour que l'on puisse voir d'un seul coup d'œil le temps qui s'est écoulé, dans ces divers cas, entre la cessation de l'allaitement et l'apparition du chancre chez la nourrice.

PREMIÈRE SÉRIE D'OBSERVATIONS.

ORDRE DES OBSERVATIONS.	SORT DE L'ENFANT.	ÉPOQUE DE L'APPARITION DU CHANCRE CHEZ LA NOURRICE.
I	Mort à l'âge de 2 mois	3 jours après la mort de l'enfant (1).
II	Mort à l'âge de 2 mois 6 jours	8 jours après la mort de l'enfant.
III	Mort à l'âge de 1 mois 7 jours...............	8 jours après la mort de l'enfant.
IV	Mort à l'âge de 1 mois 1/2..................	8 jours après la mort de l'enfant.
V	Mort au bout de 3 mois 1/2..................	15 jours après la mort de l'enfant.
VI	Mort au bout de quelques semaines	15 jours après le décès de l'enfant.
VII	L'enfant est allaité par une chèvre ; il guérit....	3 semaines après la cessation de l'allaitement.
VIII	Enfant mort au bout de 1 mois 3 jours..........	3 semaines après la mort de l'enfant.
IX	Enfant rendu au bout de 4 jours	Près d'un mois après l'avoir rendu.
X	Enfant rendu à ses parents..................	1 mois après l'avoir rendu.
XI	Enfant mort au bout de 2 mois 7 jours..........	Peu après la mort de l'enfant.
XII	Enfant rendu à la Charité au bout de 6 mois....	Quelque temps après la mort de l'enfant.

(1) Ces époques d'apparition du chancre ont été indiquées par les nourrices : on peut donc les considérer comme approximatives. Mais j'ai cherché à obtenir le plus de précision possible des femmes que j'ai interrogées.

Les nourrices dont j'ai rapporté les observations auraient donc pu, après s'être séparées de l'enfant syphilitique et avant l'apparition de leur chancre, prendre un second nourrisson qu'elles auraient certainement infecté. Elles ne l'ont pas fait dans cette première série. Les nourrices de la seconde ont été moins heureuses.

Seconde série : nourrices saines en apparence, ayant donné la syphilis à un second nourrisson.

Observation I. — La nommée Sousqui, née à Saint-Martin en Drôme, entre le 10 novembre à l'Antiquaille. Elle est âgée de 43 ans. C'est à la fin de mars 1869 qu'elle accoucha de son dernier enfant qui ne vécut qu'une heure. Immédiatement après son rétablissement elle vint à la Charité de Lyon, où on lui confia une petite fille qui, à ce moment-là, n'avait qu'une éruption autour des yeux. Au bout d'un mois l'enfant prit sur le ventre et les fesses de grosses bulles pleines d'un liquide transparent. Elles laissaient au-dessous d'elles la peau rouge comme après une brûlure. La nourrice observa aussi des plaques blanches sur les lèvres et les gencives du nouveau-né qui ne tarda pas à succomber.

Elle revint aussitôt à la Charité, envoyée par l'inspecteur des nourrissons de cet hospice, et comme elle ne présentait aucune espèce de lésion, on lui confia un deuxième nourrisson, qui paraissait jouir d'une excellente santé.

Le nouveau nourrisson était depuis huit jours chez la femme Sousqui, quand des accidents se manifestèrent sur les seins de celle-ci : à droite, à la base du mamelon, se montrèrent deux ulcérations à base indurée ; à gauche il n'y en a eu qu'une seule.

Des deux côtés les glandes de l'aisselle s'engorgèrent. Elle continua néanmoins l'allaitement.

Cinq semaines après survinrent des croûtes dans les cheveux qui tombèrent, des boutons sur le corps, du mal au gosier, à la langue, à la vulve.

Quant à l'enfant, la nourrice remarqua, au bout de deux mois, qu'il portait sur la lèvre supérieure une *petite croûte bien roide, une espèce de cicatrice.* Puis quinze jours après il lui vint des boutons sur le corps, sur le front, au haut des cuisses et des bras. Au dos ces boutons étaient pleins de pus. L'enfant succomba un mois après le début de ces accidents.

La nourrice vint à Lyon pour se faire traiter. Examinée à l'Antiquaille, elle présente encore des plaques muqueuses à l'anus et à la bouche. Les traces des chancres mammaires sont très-appréciables ainsi que l'adénopathie axillaire.

Pressée de dire exactement à quelle époque elle s'est aperçue du chancre de la lèvre supérieure du nourrisson, elle ne peut rien préciser. Le chiffre de deux mois qu'elle a avancé d'abord n'est donc pas exact ; ce qui le fait encore supposer, c'est que les accidents secondaires auraient paru chez l'enfant seulement quinze jours après.

Elle ajoute que son mari est malade, ainsi que sa fille âgée de treize années qui s'occupait de l'enfant et préparait la téterelle.

La femme Sousqui accuse le second nourrisson de lui avoir donné le mal.

Les plaies du sein ne sont venues, dit-elle, que huit jours après l'avoir allaité.

Observation II. — Gentis (Catherine), âgée de 38 ans : tempérament lymphatico-sanguin , santé ordinairement bonne ; *pas de maladies syphilitiques antérieures,* non plus que son mari, (lisscrand, homme d'une bonne santé et d'une bonne conduite.

La femme Gentis a eu six enfants, tous bien portants. Au mois de mai 1852, nouvel enfant bien constitué, ne présentant rien de suspect sur le corps. Elle le nourrit jusqu'au mois de mars 1853. A cette époque elle fut appelée à Lyon pour servir de nourrice à un enfant âgé de quatre mois qui, jusqu'à trois mois, avait été nourri au biberon par sa mère, et qu'une nourrice qui l'avait allaité pendant un mois, venait de quitter.

Nous n'avons aucun détail sur la santé des parents et sur l'état de la première nourrice. Cet enfant, malingre et offrant le faciès d'un petit vieux, présentait des boutons sur tout le corps, avait des plaques blanchâtres aux commissures des lèvres et paraissait éprouver beaucoup de difficulté pour avaler.

La femme Gentis l'allaita trois jours ; mais le voyant si chétif et craignant de prendre son mal, elle revint dans son pays, laissant l'enfant, qui mourut trois jours après.

Elle donna de nouveau le sein à son propre enfant ; *mais trois semaines après son retour*, elle vit se développer à chaque sein, autour du mamelon, trois gros boutons qui s'ulcérèrent. Plus tard, elle eut de la céphalée, du mal à la gorge ; les ganglions occipitaux s'engorgèrent ; alopécie, éruption de petits boutons pleins sur presque tout le corps ; en dernier lieu, des plaques muqueuses se montrèrent aux parties génitales, qui n'avaient rien offert jusqu'alors.

L'enfant a dépéri depuis son nouvel allaitement ; les ganglions de la nuque et des aines se sont engorgés, et *il a eu du mal à la bouche*. La mère cessa de lui donner à teter dès qu'elle vit que les boutons du sein étaient sérieux.

La femme Gentis subit un traitement anti-syphilitique, la plupart des accidents disparurent ; mais, pour achever de se guérir, elle entra à l'Antiquaille le 13 juin 1853.

Elle nous présente à son entrée des chancres indurés autour

de chaque mamelon; quelques ganglions de l'aisselle sont engorgés ; ceux de la région occipito-cervicale présentent un volume
notable. Plaques muqueuses à la vulve, du côté interne des grandes lèvres et sur les petites. Ces plaques sont en voie de réparation ; quelques-unes n'existent plus qu'à l'état de macules. Engorgement indolent et peu considérable des ganglions inguinaux.
Douleur à la gorge ; les amygdales sont hypertrophiées sans
ulcération apparente.

L'enfant, Barthélemy Gentis, âgé de 15 mois, ne présente actuellement qu'un engorgement considérable des ganglions occipitaux et de ceux des aines. Il est est maigre, souffrant et
débile.

La mère fut mise à l'usage des sudorifiques et des pilules de
proto-iodure hydrargyrique ; l'enfant prit simplement de la tisane de tussilage et de fleurs de pensée.

Le 13 juillet, celui-ci présenta aux commissures des lèvres des
plaques muqueuses, blanchâtres, fendillées. On lui donna tous
les jours une cuillerée de sirop de Bellet additionné, et des bains
avec 4 grammes de sublimé.

Le 27 juilllet, éruption sur le corps de l'enfant, principalement
au tronc, de plaques de roséole d'un rouge sombre. On remplace le
sirop de Bellet par 2 centigrammes de calomélas tous les matins
dans du lait. La roséole fut assez tenace et persista pendant plus
d'un mois.

Le 16 août, la mère présenta une syphilide papuleuse, assez
discrète, ayant pour siége principal les membres dans le sens de
la flexion. Continuation du traitement ; frictions avec la pommade
au proto-iodure de mercure ; grands bains.

Sortie guérie, ainsi que son enfant, au commencement d'octobre 1853.

Cette observation est précieuse, car l'incubation du chancre
mammaire (trois semaines) y est nettement indiquée, la nour-

rice n'ayant donné le sein que trois jours à l'enfant syphilitique.

Observation III. — Antoinette Saltarin est accouchée, le 12
juillet 1868, d'un enfant qui a été et est toujours bien portant.
Elle le met en nourrice et entre, le 26 juillet, chez le comteX... ,
pour allaiter un nouveau-né âgé d'un jour, qui avait déjà des boutons gros comme un pois sur les doigts, sur le ventre, boutons
d'où sortait une sanie sanguinolente. Huit jours après, il lui en
pousse à l'anus, aux parties génitales ; puis paraissent des bulles grosses comme une noisette sur tout le corps, des ulcérations
sur les lèvres et un coryza abondant.

Antoinette S... quitte ce nourrisson au bout d'un mois et demi;
elle avait alors autour du mamelon, des deux côtés, des tumeurs
très-douloureuses qu'elle compare à des furoncles, qui ont suppuré beaucoup et se sont guéries en huit jours. La nourrice se
faisait téter par un petit chien pour vider ses seins. Quinze jours
après sa sortie de chez le comte, ne présentant sur le sein aucune
excoriation, elle se place dans une autre maison comme nourrice.
Quatre jours après son entrée dans cette nouvelle place, deux ulcérations apparaissent sur son sein gauche ; plusieurs jours se
passent, les ulcérations ne font que s'accroître malgré les pansements. La mère de l'enfant qu'allaitait alors la nourrice s'en inquiète et la fait visiter par le docteur Berne, ancien chirurgien en
chef de la Charité, qui reconnaît des chancres syphilitiques et fait
immédiatement cesser l'allaitement. Antoinette S... entre à l'Antiquaille le 31 octobre. Le même diagnostic est porté par le chef
du service des Vénériennes, qui la met à l'usage de la liqueur de
Van-Swieten et la fait panser avec la pommade de calomel. Elle
sort sans avoir présenté d'autres symptômes ; mais à la fin de décembre paraissent des accidents secondaires (plaques muqueuses

à l'anus et sur les amygdales) qui nécessitent un second séjour à l'Antiquaille, d'où elle sort guérie le 11 février 1869.

L'enfant qu'elle allaitait au moment où ses chancres se sont montrés, a été infecté. Quinze jours après avoir quitté sa nourrice, il a présenté, à la commissure gauche des lèvres et à la langue, des ulcérations diagnostiquées *chancres* par MM. Diday et Berne, et sa nouvelle nourrice a eu un pareil accident au sein. Ils ont été traités tous deux par la liqueur de Van-Swieten et les cautérisations.

Observation IV. — La femme Meunier, âgée de 28 ans, accouchée, le 14 juin 1868, d'un enfant qui a toujours joui d'une bonne santé, succède comme nourrice chez le comte de X... à la femme Saltarin dont on vient de lire l'observation. Elle entre chez M. X... le 18 septembre, et donne le sein à l'enfant syphilitique jusqu'au 8 octobre, époque de la mort de ce dernier.

Elle sort le 10 octobre, ne présentant au sein aucun accident, et entre dans une autre maison, où elle allaite une petite fille âgée de deux mois, parfaitement bien portante. Quinze jours après, elle éprouve une cuisson au mamelon droit; une semaine plus tard, elle y voit trois papules qui ne tardent pas à s'ulcérer. Le médecin consulté fait cesser l'allaitement le 13 novembre. L'enfant, à cette époque, ne présentait de lésion nulle part.

Une autre ulcération se développa chez la nourrice, au sein gauche, et détruisit le mamelon. Elle prit quelques pilules mercurielles, de l'iodure de potassium, fit des pansements au vin aromatique. Les chancres guérirent dans le milieu de décembre; mais le 31 de ce mois elle était en pleine éruption d'accidents secondaires (plaques muqueuses aux amygdales, à la voûte palatine, à la vulve, à l'anus; érythème papuleux sur le corps, croûtes dans les cheveux). Elle fut traitée, à l'Antiquaille, par le proto-iodure hydrargyrique et les pansements ordinaires, et sortit le 1er février 1869 sans manifestations. Elle est allée voir alors son dernier nourrisson, qu'elle a trouvé en mauvais état, maigre, avec des boutons. La mère lui a reproché d'avoir donné du mal à son enfant et la nourrice en est convaincue. Mais je n'ai pu avoir de renseignements directs.

Observation V. — Le 15 avril 1868, se présente à Saint-Louis, à la consultation de M. Bazin, la nommée Anne B..., âgée de 30 ans, d'une bonne constitution. Elle est accompagnée d'un enfant de 15 mois ; il paraît de la meilleure santé.

Cette femme raconte que, dans le mois de février, elle prit par complaisance l'enfant d'une parente pour l'allaiter.

Cet enfant, âgé d'un mois et qui ne présentait rien sur le corps, avait été faible dès sa naissance. Il n'y avait que quelques jours qu'elle était en nourrice quand apparurent des boutons, d'abord en petit nombre, sur ses cuisses, son dos et son cuir chevelu, avec une petite écorchure à la lèvre supérieure.

Ces boutons se multiplièrent considérablement, surtout aux bourses et à l'anus ; il eut mal à la gorge et mourut le 17 mars.

La nourrice n'avait jamais cessé de donner à teter à son propre enfant.

Ce fut par hasard que, quelques jours après la mort de son nourrisson, elle s'aperçut qu'elle avait un petit bouton sur son sein gauche.

Ce petit bouton indolent prit l'aspect d'une très-petite écorchure, s'ulcéra, s'étendit en entourant le mamelon et devint légèrement douloureux. Sur ces entrefaites, cette femme sevra son enfant et vit sa plaie se couvrir d'une croûte large comme une pièce d'un franc et revenir à son indolence première.

A l'examen, on constate que le sein gauche présente à la base

du mamelon une petite cicatrice luisante, reposant sur une induration beaucoup plus étendue. La malade présente en outre des
macules sur tout le corps, des plaques [muqueuses à la vulve, à
l'anus et dans la bouche ; croûtes dans les cheveux qui tombent,
douleur dans les articulations des membres ; l'adénopathie est
considérable au cou, sous les aisselles, dans la région inguinale.

L'enfant présente à la face interne de la lèvre supérieure une
petite plaie à fond rougeâtre, et dont la base indurée présente la
forme et les dimensions de la moitié d'un petit haricot. Il a, de
plus, quelques boutons rouges sur les jambes, les cuisses, la poitrine. Traitement par le sirop de proto-iodure de mercure, les
bains, les cautérisations avec le nitrate d'argent. (Audoynaud).

Observation VI. — La femme X..., d'Ambérieux (Ain), après
avoir sevré son dernier enfant, vint prendre un nourrisson à
Lyon au commencement de janvier 1869. L'enfant qu'elle em-
porta ne présentait à cette époque aucune lésion ; mais au bout
d'un mois il lui survint des boutons à l'anus et aux parties génitales, des érosions aux lèvres, des taches sur le corps. Il mourut
à l'âge de trois mois. Des recherches ultérieures ont appris que
les parents de cet enfant avaient été tous deux atteints de syphilis.

La nourrice revint à Lyon immédiatement après [avoir perdu
son nourrisson pour en chercher un second. Elle s'adressa à un
bureau *dont le médecin l'examina,* et comme elle ne présentait
rien de suspect, on lui confia le 7 avril 1869 une petite fille âgée
de trois jours et très-bien portante. Les parents de cet enfant
nous sont connus et n'ont jamais eu la syphilis.

La mère, au bout de deux mois, est allée chez la nourrice voir
son enfant qui ne présentait alors ni plaie, ni boutons, mais la
nourrice avait au sein une *ulcération large comme un sou.* La

mère ni la nourrice ne s'en inquiétèrent et l'allaitement continua.

Un mois et demi après, la mère visitant son enfant, remarque une ulcération à sa lèvre supérieure, près de la commissure gauche; la joue était tuméfiée et les ganglions sous-maxillaires engorgés de ce côté. Elle se décide alors à la retirer de chez la nourrice. Disons tout de suite que cette dernière a eu des accidents généraux de la syphilis et a communiqué cette maladie à son mari et à son propre enfant.

La petite fille, ramenée à Lyon, est confiée le 5 août 1869 à une nouvelle nourrice bien portante. Quinze jours après le début de ce nouvel allaitement des symptômes secondaires se montreut chez l'enfant : plaques muqueuses à la vulve, à l'anus, boutons sur le corps, érosions des lèvres vingt jours après ; le 10 septembre, apparition sur le sein de la seconde nourrice, des deux côtés, de boutons qui s'ulcèrent et persistent pendant deux mois. Avec leur cicatrisation coïncide un développement de plaques muqueuses à la vulve. Le 18 mars 1870 le docteur Gailleton, ex-chirurgien en chef de l'Antiquaille, est consulté. Jusqu'alors aucun traitement n'avait été fait. La petite fille présente à ce moment des papules humides aux fesses, à la vulve, aux plis du jarret, aux aisselles, des plaques muqueuses ulcérées aux lèvres et sur les apophyses mastoïdes des gommes suppurées de la grosseur d'une noisette. Les ganglions sous-maxillaires du côté correspondant au chancre labial sont engorgés.

La nourrice a des plaques muqueuses de la vulve et du gosier. On trouve encore chez elle les cicatrices indurées des chancres mammaires et l'adénopathie axillaire.

L'enfant fut traitée par là liqueur de Van-Swieten, la nourrice par le proto-iodure hydrargyrique ; pansement avec la poudre de calomel, cautérisations légères. — 10 avril, amélioration notable ; le traitement est continué.

Ces malades ont été revues à la fin du mois d'avril ; les plaques muqueuses de la nourrice sont guéries , sauf une dans la bouche. Les gommes de l'enfant laissent à peine des traces ; les boutons se sont affaissés ; le traitement est continué.

Dans le tableau suivant, ces six faits sont résumés de manière à mettre en évidence l'époque d'apparition du chancre chez la nourrice, et autant que possible chez le second nourrisson.

DEUXIÈME SÉRIE D'OBSERVATIONS.

		ÉPOQUE D'APPARITION du CHANCRE CHEZ LA NOURRICE.	ÉPOQUE D'APPARITION DU CHANCRE chez le second nourrisson
Obs.	I	12 jours après la mort de l'enfant....	Après 2 mois d'allaitement (?).
Obs.	II	3 semaines après avoir quitté l'enfant.	....
Obs.	III	15 jours après avoir quitté l'enfant....	Après trois semaines d'allaitement.
Obs.	IV	1 mois après la mort de l'enfant.....	....
Obs.	V	Quelques jours après la mort du nourrisson.................................	....
Obs.	VI	3 semaines après le début du second allaitement.	Après 2 mois 1/2 d'allaitement.

La conclusion à tirer de ces faits est qu'avant d'accepter une nourrice, il importe de savoir si elle n'a pas donné le sein à un enfant syphilitique. Si le nourrisson qu'elle vient de quitter présente des symptômes qui puissent dénoter cette maladie, il faut rejeter la nourrice ; car quelque saine qu'elle puisse paraître en ce moment, rien ne prouve qu'à une époque plus ou moins éloignée, il ne lui survienne pas des accidents qui contamineront le nouveau nourrisson confié à ses soins.

Cette étude a également de l'intérêt au point de vue de la mé-

decine légale. En effet, des contestations peuvent s'élever au sujet de l'apparition de la maladie chez une nourrice syphilitique, à
l'état latent, par le fait d'un premier nourrisson, — mais saine en
apparence quand on lui en a confié un second qu'elle ne tarde
pas à infecter. La nourrice accuse naturellement l'enfant qu'elle
allaite en ce moment d'être l'auteur de la maladie qui se développe
chez elle. (V. Observation I, femme Sousqui.)

Comment, — elle qui ne connaît pas les lois de l'incubation,
— pourrait-elle rapporter sa contamination au nourrisson qu'elle
a perdu depuis plusieurs semaines? D'ailleurs le début du chancre est insidieux ; c'est une érosion qu'elle considère comme une
de ces excoriations si fréquentes chez les nourrices.

Le plus souvent, elle ne s'inquiète qu'à l'apparition des accidents généraux ; mais, à ce moment, l'enfant a déjà eu son chancre quelque part, ordinairement dans la cavité buccale, c'est-à-dire
dans un endroit où il est difficile de faire des recherches chez un
tout jeune enfant. Bientôt les symptômes secondaires se montrent
chez lui, et alors la nourrice, portant son nourrisson syphilitique,
vient chez le médecin lui demander de constater que cet enfant l'a
rendue malade, et réclame aux parents une indemnité sur laquelle les tribunaux sont souvent appelés à prononcer.

L'embarras du médecin peut être grand. Voyant la syphilis
constitutionnelle de part et d'autre, ne pouvant le plus souvent
reconnaître l'accident primitif dans la bouche de l'enfant, ou du
moins l'y distinguer nettement d'un accident secondaire ; sachant
combien il est fréquent de voir la nourrice infectée par son nourrisson ; égaré quelquefois par le père qui, se rappelant quelque
blennorrhagie du jeune âge, lui glisse à l'oreille qu'il n'est pas
sans reproche, il peut conclure en faveur de la nourrice et accu-
ser le nourrisson. Il faut, pour éviter une pareille erreur, scruter
les antécédents des deux parties. Si rien dans la santé antérieure
des parents ne légitime le soupçon de syphilis, si la nourrice a

donné le sein à un autre enfant dont elle ignore la santé, à plus forte raison si elle avoue que cet enfant était syphilitique, il y a déjà une forte présomption contre elle.

Puis on doit établir d'une manière certaine la date et la filiation des accidents. Si, au moment où le chancre a débuté sur le sein de la femme, l'enfant n'avait aucun symptôme sur le corps, l'accusation se précise contre la nourrice. La syphilis héréditaire commence en effet par une poussée d'accidents secondaires sur tout le corps, et particulièrement autour des orifices naturels.

Si l'enfant n'a présenté, comme premier accident, qu'une ou deux ulcérations (le chancre infectant est ordinairement unique) siégeant à la bouche et postérieures au chancre mammaire de la nourrice ; — si les plaques rouges de son corps, les papules qu'il présente aux régions génitales, anales, les ulcérations buccales, ne se sont développées que deux ou trois semaines après pareils accidents chez la nourrice, la question est tranchée : c'est cette dernière qui a infecté le nourrisson, et, si elle a quelque revendication à exercer, c'est contre les parents du premier enfant qu'elle a allaité.

III.

PROPHYLAXIE, SURTOUT AU POINT DE VUE DES MATERNITÉS.

J'ai montré les nourrices infectées par les nourrissons syphilitiques, propageant à leur tour la syphilis autour d'elles. Comment s'opposer à de pareils accidents? La réponse paraît simple : en ne donnant aux nourrices que des enfants sains ; en élevant au biberon les enfants malades. Mais la difficulté est précisément de reconnaître la syphilis chez ces derniers à la naissance et dans les premiers jours de la vie. Les accidents syphilitiques, on le sait, n'apparaissent que fort rarement au moment de la naissance ; le plus souvent, c'est à la fin du premier mois et dans le courant du second que se montre la maladie. « Il y a entre la naissance « et les premiers symptômes un véritable temps d'incubation « pendant lequel aucun signe ne permet de reconnaître la dia « thèse qui est complétement latente et dont les commémoratifs « permettent seuls de prévoir l'éclosion. » (Rollet). — Ce sont ces commémoratifs que la médecine devra rechercher pour ne pas permettre qu'un nourrisson syphilitique soit confié à une nourrice saine, pour ne pas se rendre complice des malheurs que j'ai signalés.

Dans la pratique civile cela est facile : le médecin a la confiance de ses clients, il prend ses mesures en conséquence.

Mais dans les hôpitaux d'accouchements, dans les maternités, les choses se passent différemment. Là viennent accoucher des filles-mères qui cachent leurs antécédents morbides ; là naissent des enfants qui tiennent la syphilis de leur père sans que la mère ait été contaminée; là sont déposés d'autres enfants que leurs mères accouchées au dehors de l'hospice y envoient chercher un refuge; là enfin sont recueillis les nouveau-nés exposés sur la voie publique.

Comment, au milieu de ces origines diverses et souvent inconnues, pratiquer la sélection nécessaire? Je sais les angoisses humanitaires de mes collègues de la Charité, placés entre la crainte de priver l'enfant d'une nourrice et la douleur de confier à celle-ci un nourrisson qui l'infectera. Que de soins n'apportent-ils pas dans l'examen des mères, des enfants et cependant la syphilis transmise par le nourrisson continue ses ravages. Bien plus, le mal semble augmenter.

J'ai fait le relevé du nombre des nourrices infectées par des nouveau-nés pris à la Charité et envoyés par cet hospice à l'Antiquaille pour y être traitées pendant ces dix dernières années. — Ces chiffres sont tirés des comptes-rendus officiels de l'administration des hôpitaux de Lyon.

En 1860 il y a eu 4 nourrices malades envoyées à l'Antiquaille.
   1861   —   7
   1862   —   6 (7 d'après le registre de la Charité).
   1863   —   5
   1864   —   11 (plus un nourricier).
   1865   —   16 (17 d'après le registre de la Charité).
   1866   —   11 (12   id.   ).
   1867   —   19
   1868   —   11
   1869   —   15 (plus un nourricier et deux enfants).

On le voit, l'augmentation est sensible : dans les cinq dernières années, la Charité a envoyé 72 nourrices syphilitiques à l'Anti-

quaille ; il n'y en avait eu que 34 dans les cinq années antérieures. A quoi tient cette augmentation ? J'ai dressé le tableau
suivant pour savoir s'il y avait, dans ce laps de temps de dix
années, quelques relations entre le nombre des nourrices infectées
et le nombre des enfants nés vivants à la Maternité, celui des enfants reçus à bureau ouvert, celui des nourrissons placés par la
Charité et celui des enfants reconnus ou présumés syphilitiques à
leur naissance.

ANNÉES	1860	1861	1862	1863	1864	1865	1866	1867	1868	1869
Enfants nés vivants à la Maternité	960	1116	1065	1120	1145	1065	1106	1021	1050	1042
Enfants reçus à bureau ouvert (1)	»	»	»	»	784	849	927	920	836	813
Enf. placés en nour. par la Charité	1241	1459	1529	1464	1329	1329	1320	1390	1336	1349
Enfants reconnus ou présumés syphilit.	26	23	25	20	11	15	23	47	24	23
Nourrices syphilitiques	4	7	6	5	11	16	11	19	11	15

Ces chiffres n'apprennent pas grand'chose ; ils sont à peu près
les mêmes au commencement qu'à la fin de la période décennale,
sauf pour le nombre des enfants reçus à bureau ouvert, qui paraît plus fort dans les dernières années. Il est remarquable que
l'année 1867 où le compte-rendu signale le plus de nourrices devenues syphilitiques (19), soit celle où le chiffre des nouveau-
nés reçus à bureau ouvert est, à une exception près, le plus considérable.

La quantité plus grande des nourrices syphilitiques qui, dans

---

(1) Il m'a été impossible de me procurer les chiffres correspondants aux
quatre premières années.

ces dernières années, sont venues se faire traiter à l'Antiquaille, tient peut-être tout simplement à ce que, depuis le 1er janvier 1865, l'indemnité qui leur est allouée pendant leur séjour dans notre hôpital a été élevée à 1 franc par jour, au lieu de 10 francs par mois. Quoi qu'il en soit, quinze nourrices en moyenne depuis l'augmentation, infectées chaque année par les nourrissons pris à la Charité, c'est beaucoup, et même si j'en crois des rapports verbaux faits par des hommes autorisés, ce chiffre ne serait qu'un *minimum*. Un grand nombre de nourrices pour ne pas quitter leur famille, leurs occupations, aiment mieux se faire traiter dans leur pays.

Pour prévenir ces malheurs, rechercher la syphilis chez les parents doit préoccuper avant tout le médecin. C'est ce que font avec zèle et science mes collègues de la Charité. Ils interrogent les antécédents de la mère, scrutent sa santé, cherchent sur son corps les traces, les cicatrices qui pourraient dénoter une infection syphilitique, demandent des renseignements aux grossesses, aux avortements antérieurs, s'enquièrent de la santé des premiers enfants, poussent leurs investigations jusqu'à disséquer le placenta pour y trouver des lésions spéciales, et souvent la syphilis découverte chez la mère fait mettre l'enfant en suspicion. — Celui-ci, à son tour, peut offrir des signes qui appellent l'attention du médecin. Il ne faut pas évidemment aller trop vite, mettre au compte de la syphilis des érythèmes, des érosions que des soins de propreté feront disparaître dans quelques jours. Mais il existe quelquefois des symptômes irrécusables tels que le pemphigus, un aspect vieillot caractéristique.

C'est ainsi que, tous les ans, un certain nombre d'enfants reconnus ou présumés syphilitiques, sont laissés à leurs mères ou allaités artificiellement en même temps qu'on leur fait suivre un traitement. Dans cette même année 1867, dont il a déjà été question à propos du nombre considérable de nourrices infectées qu'on y a comptées, 47 enfants ont été reconnus syphilitiques et ont été les uns envoyés à la crèche de l'Antiquaille, les autres emportés par leurs mères.

Mais les renseignements font souvent défaut. La fille-mère cache ses propres antécédents, ceux du père de l'enfant, qui lui est même parfois inconnu. Elle peut présenter une santé florissante, l'enfant venir au monde en bon état, et cependant la syphilis être cachée sous ces dehors trompeurs.

Pour la reconnaître dans bon nombre de cas, l'*Antiquaille* pourrait venir au secours de la *Charité* et lui donner les renseignements dont elle a besoin. La population féminine qui va faire ses couches à la Charité frappe souvent à la porte de notre hôpital pour d'autres motifs. Là ces femmes ne cachent rien, et nos recueils d'observations mentionnent, avec les indications concernant les personnes, la maladie pour laquelle elles viennent se faire traiter. — Un registre d'*état sanitaire* pourrait donc être dressé chez nous pour cette catégorie de malades et consulté avec fruit à la Charité. Placé entre les mains des médecins, il ne servirait qu'à ces investigations scientifiques et humanitaires, et son contenu serait sous la sauvegarde du secret médical.

Parmi les enfants que la Charité place en nourrice, un très-grand nombre, parfois plus de la moitié (813 sur 1,336 en 1868) viennent du dehors. Le certificat qui atteste leur santé n'est pas toujours exact ; ainsi, sur les onze nourrices syphilitiques de l'année 1868, cinq sont devenues malades pour avoir allaité des nourrissons qui n'étaient pas nés à la Charité (renseignement donné par le Dr Delore, chirurgien en chef de cette Maternité). Ne serait-il pas à propos de faire examiner les accouchées du dehors avec autant de soin qu'on en apporte pour les mères de l'hospice ?

Un interne ayant passé par l'Antiquaille pourrait être spécialement chargé de cet emploi. Même recherche serait faite sur les mères qui, forcées par la maladie de suspendre l'allaitement de leurs enfants, les mettent en dépôt à la crèche de la Charité. Car les nourrices sédentaires dans cet hospice ne sont pas à l'abri de la syphilis, et l'une d'elles ces jours derniers est montée à l'Antiquaille avec un chancre mammaire.

L'enfant reconnu ou présumé syphilitique, deux partis peuvent être pris à son égard.

Le premier, de beaucoup préférable, est de le faire allaiter par sa mère. Celle-ci, n'eût-elle jamais présenté aucun symptôme de la maladie, n'a pas à craindre d'être infectée. Le syphiligraphe Colles l'a démontré et nous avons souvent constaté la vérité de son assertion.

C'est le cas, plus que jamais, de pousser à l'allaitement maternel, et l'administration, dans son inépuisable charité, trouvera des arguments qui vaincront bien des résistances.

On pourrait aussi avoir recours à l'allaitement par des nourrices déjà syphilitiques. Mais il est bien rare d'en rencontrer dans cet état qui soient capables d'allaiter.

En cinq ans, le chirurgien-major actuel de la Charité n'en a pu trouver qu'une seule. — Les malheureuses femmes regrettant déjà d'avoir pris un nourrisson, n'en veulent pas un second. J'avais même beaucoup de peine à la crèche de l'Antiquaille de leur faire nourrir, quand elles me semblaient aptes à continuer l'allaitement, les petits syphilitiques qu'elles apportaient avec elles.

Mais s'il n'y a plus de mère, ou qu'elle soit incapable de nourrir, que faire de l'enfant présumé syphilitique? S'il présentait des accidents, tout le monde serait d'accord pour lui refuser une nourrice. Mais s'il n'offre rien de suspect à sa naissance, quelques médecins, préoccupés surtout de son sort, veulent qu'on lui donne le sein. Pour moi, je crois qu'il n'y a pas à hésiter, et eût-il une complète apparence de santé, du moment qu'il est né de parents syphilitiques, on doit l'élever au biberon.

La crèche de l'Antiquaille est ouverte à ces petits malades, et en augmentant le personnel chargé de leur donner des soins, en adjoignant à ce service une laiterie et quelques chèvres pour l'allaitement direct par l'animal, elle pourra répondre à tous les besoins.

Mais, me dira-t-on, ces enfants syphilitiques que vous privez du sein d'une nourrice, que vous réduisez à l'allaitement artificiel, vous diminuez leurs chances de vie ; ils auraient besoin, plus que tout autre, de l'alimentation que vous leur refusez ! — Soit : mais en examinant les choses qui se passent, je ne vois pas qu'on fasse beaucoup pour la conservation de la vie de l'enfant tout en multipliant les cas de syphilis. En effet, la plupart de ces petits syphilitiques meurent après avoir infecté leurs nourrices. Sur les dix-huit nourrissons syphilitiques cités dans ce mémoire, quatorze sont morts, trois ont été rendus et leur sort est inconnu, un seul est guéri. Aurait-on eu des résultats plus mauvais en faisant appel à l'allaitement artificiel avec tous ses soins et ses perfectionnements que je n'ai pas à détailler ici ? — Loin de vouloir priver ces innocents syphilitiques du lait de la femme, j'insiste au contraire pour qu'ils aient celui de leur mère, dût-on faire quelques sacrifices pécuniaires pour encourager celle-ci à accomplir ses devoirs et dépenser dans ce but utile l'argent qui sera plus tard employé à traiter la nourrice devenue malade par le fait du nourrisson.

Qu'en dehors des hôpitaux il se passe, entre les familles et les nourrices des compromis tels que celles-ci ne craignent pas de braver le péril en allaitant un enfant dont la santé est suspecte, je le comprends, je l'admets à la rigueur. Ces nourrices-là savent à quoi elles s'exposent ; mais, ce que je demande, c'est que les nourrices des maternités qui n'ont pour tout bien que leur santé, ne soient pas exposées à la perdre et à semer le mal autour d'elles en venant chercher des nourrissons dans une maison hospitalière à laquelle elles ont le droit de s'adresser avec confiance.

Les nourrices elles-mêmes doivent être prévenues que, malgré toutes les précautions, une maladie contagieuse peut se déclarer chez leur nourrisson. On doit les engager à surveiller celui-ci, à montrer au médecin les moindres lésions qu'il présentera, surtout sur les lèvres, aux commissures labiales. On doit se méfier de ces plaques érythémato-papuleuses communes sur le menton, dans les sillons labio-mentonnier et naso-labial, et de ce coryza spécifique dont la sécrétion est si contagieuse. Dès qu'il y a doute, il faut suspendre l'allaitement et mettre l'enfant au biberon ; si la maladie se confirme, la nourrice rendra l'enfant à la Charité. Elle se hâtera de le faire pour que celui-ci reçoive les soins que nécessite son état et pour éloigner de sa famille une source de contagion.

Elle doit être prévenue de l'importance qu'ont chez elle les lésions du sein ; elle les signalera au médecin qui l'avertira, le cas échéant, de leur pouvoir contagieux. Elle sera aussi instruite que, si elle devient malade, elle peut être pour les siens une cause d'infection.

Enfin, la nourrice qui vient de perdre ou de rendre un nourrisson syphilitique, ne doit pas allaiter un second enfant, lors même que plusieurs jours se sont écoulés depuis la mort du premier sans que rien de suspect ne se soit montré sur son sein. — J'ai démontré, en effet, que le chancre mammaire peut, dans ces cas, se développer chez elle plusieurs semaines après la cessation de l'allaitement.